TRAITEMENT

DE LA

DIPHTHÉRIE

PAR

LES DOUCHES AU PHÉNATE DE SOUDE

PAR

M. le Dr ROULIN

Membre de la Société de Médecine Pratique

———

Travail lu à la *Société de Médecine pratique*
Séance du 5 Janvier 1888.

———

CLERMONT (OISE)

IMPRIMERIE DAIX FRÈRES

3, place Saint-André, 3.

1888

TRAITEMENT

DE LA

DIPHTHÉRIE

PAR

LES DOUCHES AU PHÉNATE DE SOUDE

PAR

M. le Dr ROULIN

Membre de la Société de Médecine Pratique

———

Travail lu à la *Société de Médecine pratique*
Séance du 5 Janvier 1888.

———

CLERMONT (OISE)

IMPRIMERIE DAIX FRÈRES

3, place Saint-André, 3.

——

1888

TRAITEMENT DE LA DIPHTHÉRIE

PAR LES DOUCHES AU PHÉNATE DE SOUDE

Le 2 août 1880, je donnais mes soins à la petite fille de M. F., banquier, 16, rue Grange-Batelière. Cette petite malade, âgée d'environ 4 ans, était atteinte de diphthérie pharyngienne. Malgré mon traitement, la maladie faisait chaque jour des progrès. Elle avait envahi successivement le nez, ses ailes et jusqu'aux joues ; en même temps elle descendait du côté du larynx et les symptômes du croup commençaient à apparaître.

En face d'une situation aussi grave, je fis demander un de nos maîtres, M. le Dr Bouchut. Ce professeur me conseilla, pour tout traitement, de faire dans la gorge de l'enfant des injections au phénate de soude qui devaient, le jour et la nuit, se renouveler toutes les heures et être composées comme suit.

> Phénate de soude.. .... 3 cuillerées
> Eau........................ 1 litre

Le liquide était projeté dans la gorge à l'aide d'une poire en caoutchouc, ou mieux encore à l'aide de l'irrigateur Eguisier, et, pour faciliter l'opération, l'enfant devait être assise sur son lit, une serviette sous le cou et une cuvette entre les jambes.

Ces prescriptions furent scrupuleusement observées et la jeune malade se trouvait guérie le 18 août.

Exactement à la même époque, mon maître, M. Bouchut, et moi, nous étions appelés chez M. M., 6, rue d'Abbeville. Deux enfants venaient d'y mourir du croup, entre les mains d'un autre maître distingué, M. le Dr Archambault, et trois autres étaient encore atteints de la terrible maladie. L'aîné de ceux-ci était âgé de 6 à 7 ans, et avait une diphthérie à la fois laryngienne et pharyngienne. Son état parut si grave que M. le Dr Bouchut, si compétent en la matière, déclara la trachéotomie incapable de le sauver. Son opinion était d'ailleurs partagée par M. Dubrisay et moi. Les deux plus jeunes ne souffraient que d'une angine couenneuse, et il en était de même d'une tante, qui avait contracté la maladie en soignant ses neveux.

Tous ces malades furent soumis aux douches de phénate de soude selon la méthode indiquée, et tous guérirent, y compris l'enfant atteint du croup ; mais pour ce dernier, on dut ajouter au traitement l'emploi de l'émétique, administré comme le prescrit habituellement M. Bouchut.

Je n'ai pas besoin de dire que l'on avait soutenu les forces des malades par l'alimentation usuelle et des potions au quinquina.

A ces faits déjà si probants devait bientôt s'en ajouter un autre non moins significatif.

M. de K., demeurant 93, boulevard Magenta, venait de perdre sa fille aînée, enlevée par la diphthérie. Il me fit appeler le 1er septembre 1880, pour voir la seconde, âgée de deux ans, et atteinte de la même maladie. Je la soumis au traitement déjà formulé, et le 12 septembre, elle se trouvait complètement guérie.

Convaincu par ces résultats de l'efficacité du traitement au phénate de soude contre la diphthérie, je résolus de ne plus employer que lui. Tous mes malades depuis lors ont donc été traités par la solution phénolée ; mais je ne l'applique pas à tous sous la forme de douches, substituant souvent à ces dernières des gargarismes ou des badigeonnages. Pour aucun de ces moyens je n'ai de préférence exclusive et ne m'inspire, dans le choix de l'un d'eux, que de l'âge du malade et de sa commodité particulière.

Le tableau qui suit présente les résultats de ma pratique depuis 1880, non pas certes les résultats complets, car j'ai laissé échapper de mes notes une foule de cas légers ou moins graves, et j'aurais pu fournir une liste de guérisons beaucoup plus longue si j'avais prévu dès d'abord toute la puissance de cette méthode thérapeutique.

Le tableau ne renferme donc que les cas graves, sauf pour les deux dernières années, 1886 et 1887, où tous les faits sont relatés indistinctement. En outre, il ne porte que sur les malades dont j'ai eu à soigner l'affection depuis le commencement jusqu'à la fin.

C'est ainsi que je n'y fais pas figurer les enfants K., 28, rue Rochechouart, et C., 14, rue Morée, qui sont allés guérir à l'hôpital, ni l'enfant B., 17, rue Lamartine, qui est allée y mourir.

Je n'y fais pas entrer non plus les deux enfants de F., 102, rue Lafayette, que j'ai soignés avec le Dr Bouchut, et qui sont morts sans avoir suivi le traitement ordonné, comme me l'ont avoué leurs parents après coup.

J'en dirai autant de l'enfant S., 22, passage Saulnier, qui a été visité par plusieurs médecins, mais n'a pas mieux observé le traitement au phénate de soude et est mort faute de l'avoir suivi. D'ailleurs, je n'ai pas soigné ce malade jusques à la terminaison fatale.

Abréviations dont il est fait usage au tableau :

V. B. signifie : « Vu avec le Dr Bouchut » ;

V. BL. : « Vu avec le Dr Blachez » ;

Enfin S. C. indique une angine couenneuse survenue pendant la scarlatine.

Dans les tableaux statistiques ci-après sont comprises mes observations qu'on lira plus loin. Jusqu'en 1886, je m'étais contenté de notes écourtées ; mais à partir de cette époque, devant le succès constant du traitement au phénate de soude, je me suis mis à recueillir les observations complètes de presque tous les cas, graves ou légers. Elles n'ont pas toutes la même importance. J'appelle particulièrement l'attention du lecteur sur celles qui correspondent aux numéros 57, 65, 68, 77, 79 et inscrites aux pages 12, 13, 14, 19 et 20.

Dans plusieurs cas, il y a eu contamination, c'est-à-dire que le malade a donné la maladie à ceux qui le soignaient ou l'entouraient. C'est ainsi que la femme L. a donné l'angine à son mari, l'enfant B. à sa mère, l'enfant V. à sa sœur, etc.

Je n'ai cité jusqu'ici que des observations d'angine couenneuse ; celle inscrite sous le n° 2 du tableau croup, ayant trait à un enfant contaminé par deux autres, mort du croup, est également remarquable.

Dans celle que je ne désigne pas il en est encore qui, pour être moins importantes, n'en sont pas moins intéressantes, témoins celles inscrites sous les nᵒˢ 47 et 56 du tableau des angines et 3 du tableau des croups et imprimées aux pages 9, 11 et 22.

OBSERVATION D'ANGINE COUENNEUSE LÉGÈRE, TRAITÉE ET GUÉRIE PAR LE TRAITEMENT AU PHÉNATE DE SOUDE.

(N° 39 du tableau.)

Le 13 janvier 1886, je suis appelé à voir Mme N., 30, rue Laferrière. Cette malade se plaint d'inappétence, de mal de tête, de courbature de mal de gorge, etc. La tempér. est 38°2. La gorge est parsemée de fausses membranes blanc-grisâtres, qui ne laissent aucun doute sur leur nature. Il n'y a pas de ganglions engorgés ni d'albumine dans l'urine. Je prescris un vomitif ; le gargarisme au phénate de soude, à répéter toutes les heures, jour et nuit ; enfin un régime tonique, eau rougie, grogs, bouillon, potages, lait, potion au quinquina.

Le 14, la température est tombée à 37°, mais il existe encore des fausses membranes dans la gorge. On continue le traitement.

Le 15, la gorge est complètement débarrassée et la malade est guérie. On continue néanmoins les gargarismes pendant quelques jours.

N° 40 du Tableau.

Le 30 mars 1886, je suis appelé à voir M. C., 10, rue Clauzel. Ce malade, âgé de 50 à 55 ans, se plaint d'avoir mal à la gorge depuis cinq jours environ. Ce mal de gorge est accompagné, le premier

Cas d'Angines diphthéritiques soignées et guéries par le traitement au phénate de soude.

	NOMS.	ADRESSES.	AGE.		DURÉE DE LA MALADIE.	ANNÉE.	GUÉRISON.	
1	J.	16, rue Grange-Batelière.	Petit enfant.	V. B.	Du 2 août au 18 août	1880	Guérison.	
2	M. R.	6, rue d'Abbeville.	»	V. B.	» 12 » au 18 »	»	»	
3	M. F.		»	V. B.	» 12 » au 18 »	»	»	
4	G.	25, rue Buffault.	Femme.	V. B.	» 12 » au 18 »	»	»	
5	de K.	93, boulevard Magenta.	Petit enfant.		» 1er sept. au 12 septem.	»	»	
6	E.	26, rue Rodier.	»		» 29 déc. au 2 janvier	1881	»	
7	P.	46, rue des Martyrs.	Femme.		» 21 janvier au 26 janv.	»	»	
8	de G.	90, rue de Varennes.	Homme.		» 26 février au 4 mars	»	»	
9	D.	4, rue Chorou.	Enfant.		» 6 mai au 8 mai	»	»	
10	D.	19, rue Rodier.	Femme.		» 18 juin au 21 juin	»	»	
11	A.	11, rue Saint-Lazare.	Petit enfant.		» 8 juillet au 19 juillet	»	»	S C.
12	L.	4, rue Pétrel.	Jeune fille.		» 20 octobre au 23 oct.	»	»	
13	R.	2, rue Hippolyte Lebas.	Enfant.	V. B.	» 23 octob. au 30 octobre	»	»	
14	G.	81, rue de Maubeuge.	Petit enfant.		» 26 » 30 »	»	»	
15	S.	4, Impasse du Cadran.	Femme.		» 22 novem. au 23 nov.	»	»	
16	B.	46, rue des Martyrs.	Jeune homme.		» 19 janv. au 25 janvier	1882	»	
17	M.	126, faubourg Poissonnière.	Petite fille.		» 20 janvier au 23 janv.	»	»	
18	D.	8, rue Bellefond.	Jeune fille.		» 13 février au 18 fév.	»	»	
19	B.	60, rue Paradis.	Petit enfant.		» 4 juillet au 9 juillet.	»	»	
20	J.	16, rue Chorou.	Petite fille.		» 22 avril au 23 avril.	»	»	
21	C.	19, r. de la Tour-d'Auvergne.	Jeune homme.		» 12 mai au 23 mai	1883	»	
22	L.	150, rue Lafayette.	Petite fille.		» 6 décemb. au 14 déc.	»	»	
23	B.	7, rue Mayran.	Petit enfant.		» 15 décemb. au 17 déc.	»	»	
24								
25	M.	16, rue de Chabrol.	Petite fille.		» 26 mai au 30 mai	»	»	
26	P.	119, faubourg Poissonnière.	Petit garçon.		» 18 juin au 27 juin	»	»	S C.
27	M.	35, rue Lamartine.	Petite fille.		» 22 août au 30 août	»	»	
28	F.	16, rue Chorou.	Petite fille.	V. B. L.	» 18 novemb. au 29 nov.	»	»	
29	R.	16, r. de la Tour-d'Auvergne.	18 mois.	V. B.	» 23 décemb. au 31 déc.	»	»	
30	B.	1, rue de Maubeuge.	Petite fille.	V. B.	» 29 déc. au 26 janvier	1885	»	S C.
31	B.	80, rue Réaumur.	Petit enfant.	V. B.	» 16 avril au 26 avril	»	»	
32	L.	60, rue Lamartine.	Femme.		» 22 avril au 24 avril	»	»	
33	du P.	48, rue Cambon.	»		» 7 mai au 30 mai	»	»	
34	P.	28, faubourg Montmartre.	»		» 15 mai au 17 mai	»	»	
35	F.	6, rue André del Sarte.	Petit enfant.		» 25 sept. au 3 octobre	»	»	
36	F.	»	Homme.		» 28 sept. au 1er octobre	»	»	
37	P.	35, rue Saint-Lazare.	Petit enfant.		» 7 déc. au 12 décemb.	»	»	
38	F.	24, rue d'Allemagne.	Femme.		» 15 déc. au 21 décemb.	»	»	
39	U.	30, rue Laferrière.	»		» 13 janvier au 16 janv.	1886	»	
40	C.	10, rue Clauzel.	Homme.		» 39 mars au 15 avril	»	»	
46	dom. F.	5, rue du Quatre-Septemb.	Femme.		» 7 août au 8 août	»	»	
41	D.	80, Faubourg St-Denis.	Garçonnet.	V. B	» 9 avril au 21 avril	»	»	S C.
42	C.	28, rue Rodier.	Jeune homme.		» 8 mai au 13 mai	»	»	
43	F.	24, Quai de Béthune.	Petit enfant.		» 21 mai au 3 juin	»	»	S C.
44	H.	31, rue Bellefond.	Petite fille.		» 26 juillet au 31 juillet	»	»	
45	S.	12, rue de la Victoire.	Femme.		» 1 août au 6 août	»	»	
47	M.	11, rue des Amandiers.	Homme.		» 5 sept. au 23 sept.	»	»	
48	D.	37, Avenue Trudaine.	Fillette.		» 24 sept. au 29 sept.	»	»	SC.
49	M.	271, rue Saint-Honoré.	Petite fille.		» 29 sept. au 1er octob.	»	»	
50	R.	18, rue de Belzunce.	Femme.		» 9 octobre au 15 octob.	»	»	
55	R.	104, rue Lafayette.	»		» 29 déc. au 31 décem.	»	»	
51	L.	60, rue de Paradis.	Enfant.		» 13 nov. au 18 novem.	»	»	
52	E.	14, avenue Kléber.	Fillette.		» 29 déc. au 2 janvier	1887	»	
54	C.	35, rue d'Amsterdam.	Garçonnet.		» 27 » 2 »	»	»	
56	B.	37, Avenue Trudaine.	Homme.		» 15 février au 22 févr.	»	»	
53	B.	18, rue Grange-Batelière.	Enfant.		» 19 déc. au 21 décem.	1886	»	
57	V.	51, rue Rodier.	Petit enfant.		» 5 avril au 18 avril	1887	»	
58	V.	»	Petite fille.		» 7 avril au 9 avril	»	»	
59	B.	105, boulevard Magenta.	Fillette.		» 16 avril au 17 avril	»	»	
60	T.	38, rue N.-D. de Lorette.	Femme.		» 24 juin au 5 juillet	»	»	
61	B.	21, rue des Messageries.	Petit garçon.		» 19 juillet au 29 juillet	»	»	
65	L.	12, rue Christiani.	Femme.		» 22 août au 27 août	»	»	
62	P.	11, boulevard Barbés.	»		» 10 août au 17 août	»	»	
63	C.	14, r. de la Tour-d'Auverg.	Petit enfant.		» 22 » au 23 »	»	»	
64	C.	14, rue Bellefond.	Petite fille.		» 22 » au 23 »	»	»	
68	L.	12, rue Christiani.	Homme.		» 27 août au 10 sept.	»	»	
66	dom F.	22, r. des Fossés-St-Bern.	Femme.		» 29 août au 30 août	»	»	
67	M.	66, faubourg Montmartre.	»		» 27 août au 5 septemb.	»	»	
69	D.	6, Cité Fénelon.	Jeune fille.		» 7 sept. au 9 septemb.	»	»	
70	D.	31, r. Bellefond.	Homme.		» 24 » au 26 »	»	»	
71	A.	44, rue Lamartine.	Femme.		» 24 » au 29 »	»	»	
72	D.	47, rue Condorcet.	»		» 28 sept. au 10 octobre	»	»	
73	A.	4, impasse Rodier.	»		» 26 octob. au 27 octob.	»	»	S C.
74	B.	37, avenue Trudaine.	»		» 25 nov. au 27 novemb.	»	»	
75	M.	20, rue Chorou.	Enfant.		» 25 nov. au 1er décem.	»	»	SC.
76	F. nourice	60, rue Lamartine.	Femme.		» 2 déc. au 3 décemb.	»	»	
77	B.	50, rue Rodier.	Petit enfant.		» 3 » au 8 »	»	»	
78	D.	2, rue d'Orsel.	Enfant.		» 2 » au 13 »	»	»	
79	B.	50, rue Rodier.	Femme.		» 8 » au 12 »	»	»	

Cas de Croup traités et guéris par le traitement au phénate de soude et les vomitifs.

	NOMS.	ADRESSES.	AGE.		DURÉE DE LA MALADIE.	ANNÉE.	GUÉRISON.	
1	M.	6, rue d'Abbeville.	Jeune enfant.	V. B.	» 12 août au 18 août	1880	»	
2	F.	24, rue d'Allemagne.	Enfant.		» 27 sept. au 18 octob.	1886	»	
3	J.	3, rue Hippolyte Lebas.	»	V. B.	» 3 août au 14 août.	1887	»	

jour, de frisson, de mal de tête, inappétence, courbature, impossibilité de rester levé. Pendant tous ces jours, M. C. se soignait tout seul ; mais voyant que son état allait en s'aggravant, il se décida à m'appeler.

A mon arrivée, je constatai que le malade avait le teint terreux. Le pouls, fiévreux, battait 96. La gorge était tapissée en plusieurs points de fausses membranes grisâtres, lardacées : c'est dire qu'il était atteint d'angine diphthéritique. Il n'y avait pas de ganglions engorgés, ni d'albumine dans l'urine. Rien à dire des autres organes. Je prescris un vomitif, le gargarisme au phénate de soude à répéter toutes les heures, jour et nuit, et l'alimentation usuelle : grogs, eau rougie, bouillon, potages.

Le lendemain 31, quand je revois le malade, le gonflement de la luette a peut-être augmenté ; cette partie est maintenant recouverte de fausses membranes. Sur les autres points, les membranes ne se sont pas étendues ; elles paraissent plutôt amincies. Le pouls est tombé à 76. La température est 37°1. On continue le traitement auquel j'ajoute une potion avec 4 gr. d'extrait de quinquina.

Le 1er avril le pouls est tombé à 72, la température à 36°4. Le malade essaie de prendre des aliments solides. Le reste comme la veille.

Le 2 avril, le thermomètre remonte à 37°5, le pouls à 80. Le reste comme la veille.

Le 3 avril, T. 37°, le pouls à 72. Les membranes ont encore diminué. Le reste comme la veille. A partir du 3 avril, le malade continue à aller de mieux en mieux. Les membranes ont complètement disparu le 15 avril, époque à laquelle on arrête tout traitement.

Le 18 avril, apparaît un peu de paralysie du voile du palais. Les boissons reviennent par le nez ; le malade avale de travers. Ce n'est qu'environ 2 mois après qu'il est guéri de cette complication.

No 46 du Tableau.

Le 7 août 1886, se présente à ma consultation, la domestique de M. F., 5, rue du Quatre-Septembre. Cette malade se plaint de mal de gorge et des malaises ordinairement liés à cette affection. Je l'examine et je trouve que l'amygdale droite est garnie de taches blanches, grisâtres, fournies par des fausses membranes de diphthérie. De ce même côté du cou, existe un gros ganglion. La malade a ses règles. Aucune autre particularité à noter. Je lui prescris un vomitif et le gargarisme avec la solution au phénate de soude ordinaire, à répéter toutes les heures, jour et nuit.

Le lendemain, quand je revois la malade, la gorge est complètement nettoyée ; elle est guérie.

N° 47 du Tableau.

Le 15 septembre 1886, je suis appelé à voir M. M., employé de ministère, demeurant 111, rue des Amandiers. Ce malade me raconte qu'il est arrivé le 3 septembre de la campagne, qu'à son arrivée, il fut pris de mal de gorge, avec douleurs dans les oreilles. Un médecin l'ayant examiné, constata un abcès dans sa gorge et un coup de lancette en fit sortir un pus fétide et très épais. Cette opération le soulagea sans lui rendre cependant le sommeil et l'appétit et sans arrêter la fièvre. Le médecin, consulté à nouveau, prescrivit pour tout traitement des calmants et un gargarisme à la feuille de ronce. Mais le 16 septembre, l'état du malade s'est aggravé. Il souffre beaucoup et ne peut plus avaler. C'est pourquoi il m'envoie chercher.

Je vois le malade dans l'après-midi. Il jouit d'une bonne santé habituelle ; mais en ce moment il a le teint jaune terreux, caractéristique d'une profonde infection.

Le pouls bat 88 ; la bouche exhale une odeur fétide, les ganglions du tour du cou sont engorgés. J'examine l'état local et je constate sur l'amygdale gauche un gonflement symptomatique d'un abcès ; mais en arrière et principalement sur l'amygdale droite, j'aperçois des membranes grisâtres bien évidemment dues à la diphthérie. Sur la partie supérieure de l'amygdale droite, ces membranes gris-noirâtres prennent la forme ulcéreuse. Pas de doute, le malade est bien atteint de diphthérie pharyngienne. Je lui prescris un vomitif, une potion avec 4 grammes d'extrait de quinquina, et les gargarismes d'heure en heure avec la solution au phénate de soude qui m'est habituelle. Enfin, il devra s'alimenter le mieux qu'il lui sera possible.

Le 16 septembre au soir, le malade a vomi ; l'abcès a percé ; les membranes sont plus apparentes, l'amygdale étant moins gonflé. Le pouls bat 84. Le malade a pu s'alimenter. Il continue son traitement.

Le 17, le malade a été très agité la nuit, comme les jours précédents. Néanmoins le pouls est tombé à 80 ; les fausses membranes ont disparu de l'amygdale droite. Il en reste une couche épaisse sur l'amygdale gauche. Les liquides reviennent un peu par le nez ; toujours même traitement.

Le 18, pouls 76 ; T. 37°8 ; l'urine examinée ne contient pas d'albumine ; l'haleine est moins fétide, le reste comme la veille. A partir de ce jour, l'observation est continuée par mon confrère Gelineau. De retour de vacances, il reprend le malade que j'avais été appelé à voir durant son absence, et c'est à sa bonne obligeance que je dois la suite de ces notes.

19 septembre. — Le malade a pu dormir. Il n'a pas été à la garderobe depuis deux jours. Il y a toujours de l'anorexie. La déglutition des liquides reste difficile et toujours un ganglion gonflé du côté de l'ulcère

*

diphthéritique. Un peu de rougeur apparaît au centre de cet ulcère, ainsi que sur le pilier du même côté. On continue le traitement auquel on ajoute un verre d'eau royale hongroise et de la viande rouge à mâcher.

Le 20, mieux accentué. Le pouls est de 80 et la température de 36°4. Le malade n'a pas eu de sommeil la nuit, mais il a un peu d'appétit ; le reste comme la veille.

Le 23, il reste seulement deux petites taches de diphthérie. Les ganglions ont disparu ; le pouls donne 76 ; le malade a plus de forces et plus d'appétit. On continue le traitement.

Quelques jours plus tard, le malade était complètement guéri.

N° 49 du Tableau.

Le 29 septembre 1886, je suis appelé à voir l'enfant de M. M., 271, rue Saint-Honoré. Cette petite fillette, âgée de 30 mois, est bien portante d'habitude ; mais depuis quatre jours, me dit sa mère, elle est brûlante et ne veut plus manger. J'examine l'enfant et ne trouve rien du côté du poumon, ni du ventre, ni de la tête, ni du cœur ; mais en faisant ouvrir la bouche de l'enfant, je constate dans la gorge, sur l'amygdale droite, un pointillé blanchâtre membraneux et sur l'amygdale gauche une tache de même nature de la grandeur d'une pièce de 4 sous. Il n'y a pas de ganglion, la température est de 38°8. En face de symptômes aussi nets, je prescris : lait, bouillon, grogs, eau rougie et comme traitement un vomitif et les badigeonnages au phénate de soude à répéter toutes les heures, jour et nuit.

30 septembre. — La température de l'après-midi est 37°5. L'enfant n'a toujours pas d'appétit, mais l'état local s'est amélioré. Les taches de l'amygdale droite ont disparu ; celles de gauche existent encore, mais ont diminué. On continue les douches et le traitement. La nuit, les badigeonnages avaient été un peu négligés.

Le 1er octobre, température 37°. Il n'y a plus de trace de membranes. L'enfant demande à manger ; elle est guérie.

L'urine examinée ne contenait pas d'albumine.

N° 54 du Tableau.

Le 27 décembre 1886, je suis appelé à voir l'enfant de M. C., 35, rue d'Amsterdam. C'est un petit garçon de 7 ans, très lymphatique, et sujet aux bronchites. Cette fois, il se plaint de la gorge. Je lui fais ouvrir la bouche et je constate que l'amygdale droite est couverte de taches blanc-grisâtres, évidemment dues à des fausses membranes de diphthérie. Du même côté, les ganglions du cou sont engorgés. Il n'y a pas d'albumine dans l'urine. L'enfant a perdu l'appétit et a une fièvre modérée. Je prescris une potion à l'extrait de quinquina, les douches au phénate de soude, à répéter toutes les heures, jour et nuit, et pour alimentation, des grogs, de l'eau rougie, du lait, des bouillons et potages.

Le 28 et le 29, état stationnaire. On continue le traitement.

Le 30, la tache de fausse membrane n'a pas sensiblement diminué, mais le malade va mieux. Il demande à manger et prend deux œufs. On continue le traitement.

Le 31 décembre, les fausses membranes ont à peu près disparu. Le malade va bien ; toujours même traitement.

Le 2 janvier, le malade, qui a été de mieux en mieux, est complètement rétabli.

Nº 56 du Tableau.

Le 15 février 1887, je suis appelé à voir M. B., avenue de Trudaine. Ce malade, âgé de 45 ans, se plaint depuis la veille de mal de tête, d'inappétence, de courbature et de mal de gorge. Il est couché, quand je le vois. Sa température égale 39°8. La muqueuse du pharynx est rouge et gonflée. De plus, sur l'amygdale droite, on aperçoit des taches diphthéritiques. Du même côté du cou, existe un gros ganglion. Je prescris un vomitif, le gargarisme au phénate de soude avec la solution habituelle, à répéter toutes les heures, jour et nuit, enfin une alimentation de bouillon, potages, lait, grog et eau rougie.

Le lendemain 16, la température de l'après-midi est de 38°8. L'état local est le même que la veille. On continue le traitement, en y ajoutant une potion au quinquina.

Le 17, température 38°3. Le malade n'a pas dormi la nuit, l'urine examinée ne contient pas d'albumine. On continue le traitement.

Le 18, la température, prise dans l'après-midi, est normale. Les fausses membranes ont presque disparu. L'appétit est meilleur. Il apparaît sur les jointures des taches rouges, sorte d'érythème simulant la scarlatine, mais sans l'être en réalité, comme la suite l'a montré. Il paraît, du reste, que le malade est sujet à ces sortes d'accidents.

Le 19, température toujours normale. La rougeur des articulations a disparu, ainsi que le gonflement de la gorge. Les fausses membranes ont presque complètement disparu. Le malade a mangé du poisson pour déjeuner et a bien dormi. On continue le traitement.

Le 22, le malade est complètement guéri. Sa convalescence n'a présenté aucun accident. Il n'y a pas eu de desquamation scarlatineuse.

Nota. — L'année précédente, au mois d'avril 1885, j'avais donné mes soins à la fille de M. B., alors âgée de 13 ans, qui était atteinte de diphthérie pharyngienne apyrétique et fut rapidement guérie par le même traitement.

Nº 57 du Tableau.

Le 5 avril 1887, je suis appelé chez M. V., 51, rue Rodier. A mon arrivée, on me raconte que le petit garçon, âgé de 5 ans et demi, s'est plaint de mal de tête, il y a deux jours ; que, depuis lors, il est resté sans appétit et mal en train ; qu'aujourd'hui même on a dû le laisser au lit. J'examine mon petit malade et je trouve que la température est de 38º, que la gorge est parsemée, au niveau des amygdales, de taches blanc-grisâtres évidemment formées par des fausses membranes de diphthérie. Les ganglions ne sont point engorgés ; l'urine ne contient pas d'albumine. L'enfant n'a pas d'appétit ; tous les autres organes sont en bon état. Je prescris les douches au phénate de soude, à répéter toutes les heures, jour et nuit, une potion avec deux grammes d'extrait de quinquina, enfin une alimentation aussi confortable que possible, étant donné l'état du malade.

Ce traitement est régulièrement suivi, jusqu'au 10 avril, sans amener de modification bien sensible et c'est alors seulement que l'on constate un mieux réel. Ce jour-là l'enfant a de l'appétit et il ne reste plus que quelques traces de fausses membranes. On continue le traitement, mais on augmente l'alimentation.

Du 10 au 16 avril, je ne note rien de particulier : l'état reste à peu près stationnaire.

Le 16 avril, j'ajoute un vomitif au traitement. Quelques jours après le malade était complètement rétabli et la convalescence n'a présenté aucun accident.

Nota. — Deux jours après le début de cette affection chez le frère, la sœur aînée fut atteinte de la même maladie, avec taches diphthéritiques sur les amygdales. Soumise au même traitement, elle fut guérie au bout de 48 heures.

Nº 61 du Tableau.

Le 19 juillet 1887, je suis appelé chez M. B., 21, rue des Messageries. C'est le petit garçon, âgé de 4 ans, qui est malade. On me dit qu'il souffre de la gorge depuis 8 ou 10 jours, qu'il a été souvent chez son grand-père, atteint d'une angine dont on ne connaît pas la nature. J'examine mon petit malade, qui est sans fièvre, mais qui présente quelques ganglions engorgés autour du cou. J'aperçois sur l'amygdale droite une ulcération grisâtre accusant bien les fausses membranes de la diphthérie.

Je prescris à l'enfant des douches avec la solution phénate de soude habituelle, à répéter toutes les heures, jour et nuit, une potion à l'extrait de quinquina et une alimentation aussi substantielle que possible.

L'enfant continua le traitement pendant 10 jours, au bout desquels il se trouva complètement guéri. La guérison a été un peu retardée par ce fait que les parents, voyant l'enfant aller de mieux en mieux, ont un peu négligé le traitement à un certain moment.

L'urine examinée ne contenait pas d'albumine.

N° 63 *du Tableau.*

Le 22 août 1887, je suis appelé à voir l'enfant de M. C., 14, rue de Bellefond. Cette petite fille, âgée de 4 ans, a refusé toute la journée de prendre de la nourriture. Elle est très abattue et a beaucoup de fièvre. Les ganglions du cou sont gonflés ; les amygdales sont rouges et gonflées et recouvertes de pseudo-membranes diphthéritiques.

Je prescris un vomitif et les douches au phénate de soude à répéter toutes les heures, le jour et la nuit.

Le lendemain, quand je revois la malade, les fausses membranes ont disparu. La température égale 37°. L'enfant est guérie.

On continua les douches trois fois dans la journée pendant quelques jours encore.

N° 65 *du Tableau.*

Le 22 août 1887, Mme L., demeurant 12, rue de Christiani, et âgée de 24 ou 25 ans, se présente à ma consultation. Elle se plaint de malaises et de maux de gorge. Le voile du palais, ses piliers, la luette, les amygdales sont rouges et gonflés. Les amygdales sont tapissées de fausses membranes gris-blanchâtres, évidemment dues à la diphthérie. Les ganglions du cou sont engorgés ; la malade est plus sourde que d'habitude. Je lui prescris un vomitif, plus le gargarisme suivant : à répéter toutes les heures le jour, et la nuit.

Phénate de soude........   3 cuillerées.
Eau ....   1 litre.

Le 23 août, je revois la malade qui a suivi mes conseils. L'état local est le même ; la déglutition est devenue très difficile ; la nuit a été très agitée T. 39°. J'ajoute au traitement de la veille une potion à l'extrait de quinquina et un lavement, parce que la malade n'a pas été à la garde-robe. L'alimentation se fera au moyen de grogs, d'eau rougie, de lait, de potages, etc.

Le 24. T. 37°8. La malade a passé une bonne nuit. Les membranes ont un peu diminué. La douche en a ramené de grands morceaux du nez et de la bouche. On continue le traitement. J'ajoute à l'alimentation une côtelette.

Le 25. T. 37°4. La côtelette a été prise et bien digérée. La malade est moins sourde, les amygdales moins gonflées ; les membranes ont diminué, les douches en ramènent beaucoup.

26 août. — Température normale. Les fausses membranes ont complètement disparu. La malade boit et mange. On continue le traitement.

Le 27, guérison complète. La malade continue à se gargariser quelques jours encore.

L'urine avait été examinée et ne contenait pas d'albumine.

Cette malade transmit l'affection à son mari, qui est l'objet de l'observation beaucoup plus grave, annexée à la présente sous le n° 68.

N° 67 du Tableau.

Le 27 août 1887, je suis appelé à voir Mme M., demeurant 66, faubourg Montmartre ; c'est une jeune femme de 27 ans, qui se plaint de mal de gorge, de courbature, de fièvre, d'inappétence ; la température prise à 7 heures du soir est 40°. Les amygdales sont rouges et gonflées; de plus, sur celle de droite existent des taches blanc-grisâtres, évidemment dues à des fausses membranes de diphthérie. Les ganglions de chaque côté du cou sont engorgés. Je prescris un vomitif, puis un gargarisme avec la solution habituelle de phénate de soude à répéter toutes les heures, jour et nuit. Comme alimentation : bouillons, potages, eau rougie et grogs.

Le 28 au matin, T. 38°2. Les deux amygdales sont toujours recouvertes de taches diphthéritiques ; la malade a un peu de surdité. Le reste comme la veille. J'ajoute au traitement une potion à l'extrait de quinquina. L'urine examinée ne contient pas d'albumine.

Le 29 août, la température du soir est de 38°6. Les taches diphthéritiques persistent sur les deux amygdales, mais elles ont diminué sur celle de droite. Le reste comme la veille.

Le 30 août, T. s. 37°4. L'amygdale droite est nettoyée. Il existe encore des taches sur celle de gauche, mais elles ont diminué ; cette amygdale est surtout très gonflée. Le reste comme la veille.

Le 1er septembre, encore quelques taches diphthéritiques sur l'amygdale gauche. Il s'est formé un abcès dans cette amygdale. Je prescris un vomitif, des gargarismes à l'eau de guimauve que l'on alternera avec ceux au phénate de soude. Le reste comme la veille.

Le 5 septembre, l'abcès a été ouvert. Les fausses membranes ont complètement disparu. La malade est guérie.

N° 68 du Tableau.

Le 27 août 1887, la femme L., 12, rue Christiani, était guérie (voir l'observation n° 65), mais le mari était pris à son tour. Ce jour-là, cet homme, âgé de 28 ans, se plaint de malaise, de courbature, d'inappétence, de fièvre. Sa température est de 40°. La gorge est rouge

et sur l'amygdale droite existe un petit bouton grisâtre à peine per-
ceptible. Dans la circonstance, malgré la petitesse de la lésion, je
n'hésite pas à admettre l'existence d'une angine diphthéritique au début et je prescris comme d'habitude un vomitif et des douches au phénate de soude, toutes les heures, le jour et la nuit.

Le 28, T. 40°. Il n'y a pas de ganglions engorgés ; mais maintenant l'amygdale droite est recouverte de fausses membranes à forme
ulcéreuse. Il y a également quelques taches diphthéritiques sur l'a-
mygdale droite. L'urine contient une grande quantité d'albumine. Je
prescris un peu plus de fréquence dans les gargarismes, une potion
à l'extrait de quinquina et comme alimentation des grogs, de l'eau
rougie, des potages, du lait.... Le reste comme la veille.

Le 29, température du matin 39°9. T. s. 40°.

La nuit a été très mauvaise ; les membranes ont diminué, le malade
commence à en rendre. Il y a toujours néanmoins l'ulcération mem-
braneuse de l'amygdale gauche et quelques points sur celle de gauche.
Le malade se plaint de violentes névralgies intercostales. Le reste comme la veille. Même traitement.

Le 30, température de midi 38°7 ; les membranes diminuent
surtout en épaisseur. Le malade se sent un peu d'appétit ; le reste
comme la veille.

Le 31 août, la nuit a encore été mauvaise ; le malade n'a dormi
que 2 heures. T. 37°7. La couche de membranes paraît très mince.
Le malade a mangé un potage et un œuf. Suite du traitement.

Le 1er septembre, la teinte grisâtre de la gorge a à peu près disparu,
ainsi que l'albumine de l'urine. Le malade a bien dormi la nuit.
T. 37°7.

Le 2 septembre, T. 38°7. Le malade s'est plaint de violentes douleurs d'oreilles. L'amygdale est très gonflée. Le reste comme la veille.

Le 3 septembre, T. 38°. Le malade n'a pas dormi la nuit. Le reste
comme la veille.

Le 4 septembre, le malade a mal dormi. L'abcès de l'amygdale s'est
ouvert. Quelques traces d'albumine dans l'urine. Le reste comme la
veille.

Le 5 septembre, T. 37°. Le malade a bien dormi la nuit. Encore
une petite tache lenticulaire de diphthérie sur l'amygdale droite. Le
malade a de l'appétit, mais mâche encore difficilement la viande. Les
douches ne se feront plus que toutes les deux heures durant la nuit.
Le reste comme la veille.

Le 6 et le 7, rien à noter.

Le 8 septembre, la gorge est nettoyée, mais l'albumine a augmenté.
Le malade ne se gargarisera plus que toutes les trois heures ; il se tien-
dra au régime du lait, prendra une potion au quinquina sans cognac et

mettra chaque soir, sur les reins, un cataplasme composé par moitié de farine de lin et de farine de moutarde, qu'il laissera en place 20 minutes.

Le 10 septembre, même état que le 8. On supprime les gargarismes et je prescris une potion calmante. — Le malade est guéri.

N° 69 du Tableau.

Le 7 septembre 1887, je suis appelé à voir Mademoiselle D., âgée de 19 ans, demeurant 6, cité Fénelon. Cette malade se plaint qu'elle a mal à la gorge depuis 2 ou 3 jours. Après examen, je constate que la muqueuse et les amygdales sont rouges et gonflées et que celles-ci sont en outre tapissées de fausses membranes diphthéritiques. La fièvre est vive, température 39°. Je prescris un vomitif, une potion à l'extrait de quinquina et le gargarisme avec la solution au phénate de soude habituelle à répéter toutes les heures, jour et nuit. Comme alimentation, potages, lait, bouillon, eau rougie et grogs.

Le lendemain, 8 septembre, température 38°3. L'état local et l'état général se sont améliorés. La malade mange un œuf. Le reste comme la veille. L'urine ne contient pas d'albumine.

Le 9 septembre, les fausses membranes ont complètement disparu. La malade est guérie. Cependant, elle a continué de se gargariser durant trois jours encore, toutes les quatre heures.

N° 70 du Tableau.

Le 24 septembre 1887, je suis appelé à voir M. D., concierge, 31, rue de Bellefond. Ce malade, qui est âgé de 48 ans, se plaint de mal de gorge, d'inappétence, de courbature, de fièvre. En l'examinant, je constate que les ganglions du cou du côté droit sont gonflés ; la muqueuse du pharynx est rouge et gonflée, ainsi, du reste, que les amygdales. Toutes ces parties sont parsemées de petites taches grisâtres diphthéritiques ; température 39°3. L'urine ne contient pas d'albumine. Je prescris un vomitif pour commencer le traitement et la solution au phénate de soude à répéter toutes les heures, jour et nuit. Le malade s'alimentera avec de l'eau rougie, du bouillon, du lait, des grogs et des potages.

Le lendemain 25, je revois le malade dont l'état s'est sensiblement amélioré. Il souffre moins de la tête et a moins de fièvre. Température 37°2. Les fausses membranes ont diminué. On continuera le traitement en y ajoutant une potion avec 4 grammes d'extrait de quinquina. Le malade commence à manger de la viande.

Le 26 septembre, les membranes ont disparu. Le malade est guéri, mais continuera de se gargariser pendant quelques jours.

N° 71 du Tableau.

Le 24 septembre 1887, je suis appelé à voir Madame A., demeurant rue Lamartine. C'est une jeune femme de 26 ans que j'ai déjà soignée, il y a quelques semaines, pour une maladie de Bright. Cette fois, elle se plaint de la gorge dont elle me dit souffrir depuis trois jours. Elle aurait remarqué, depuis cette époque, que sa gorge était blanche. Je l'examine : la muqueuse est rouge et gonflée ; les amygdales sont plus grosses qu'à l'état normal et tapissées de fausses membranes ; les ganglions du côté droit du cou sont engorgés. La température égale 37°8. L'urine est sanglante et contient une quantité énorme d'albumine. Je mets la malade au régime lacté. Je lui prescris une potion de quinquina et le gargarisme au phénol à répéter toutes les heures, jour et nuit.

Le 25 septembre, les membranes ont disparu ; les urines ne sont plus sanglantes, mais contiennent encore de l'albumine. Le reste comme la veille.

Le 26, les membranes reparaissent sur l'une des amygdales. La malade, se sentant mieux, s'est probablement gargarisée avec moins d'exactitude. Le reste comme la veille.

Le 27 et le 28, on continue le traitement.

Le 29, les fausses membranes ont complètement disparu. L'urine ne contient plus d'albumine. La malade est guérie.

N° 72 du Tableau.

Je soignais madame D., demeurant 47, rue Condorcet, et âgée d'environ 24 ans, pour une broncho-pneumonie qui était à peu près guérie, quand, le 28 septembre, la malade se plaignit à moi de mal de gorge. L'appétit était celui des jours passés, la température était à peu près normale, il n'y avait pas de fièvre. Les ganglions du cou n'étaient pas engorgés ; mais, en examinant le pharynx, on remarquait de la rougeur et du gonflement dans toute la muqueuse. Sur l'une des amygdales étaient de petits points blanc-grisâtres, à peine de la grosseur d'une tête d'épingle. Flairant une angine diphthéritique, apyrétique, à ses débuts, je prescris à la malade le gargarisme phénolé, à répéter toutes les heures, jour et nuit, et la continuation du régime tonique auquel elle est déjà soumise.

Le lendemain 23, je ne revois pas la malade.

Le 30 septembre, la personne qui soigne la malade me raconte que celle-ci a expectoré avec le gargarisme, par la bouche et par le nez, de grandes peaux. Ce sont bien des fausses membranes. Du reste, elles se sont beaucoup étendues dans la gorge. Il y en a sur les deux amygdales et sur la luette. On continue le traitement.

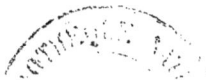

Le 29, la température est normale. L'urine examinée ne contient pas d'albumine. L'état local s'est amélioré. Le reste comme la veille.

Le 30 septembre et 1ᵉʳ octobre, rien à noter; la malade marche vers le mieux.

Le 2 octobre, il ne reste qu'une petite tache lenticulaire de diphthérie sur la luette. Le reste comme la veille.

Ce ne fut que le 10 octobre que cette tache disparut entièrement et que la malade acheva sa guérison.

N° 75 du Tableau.

Le 25 novembre 1887, je suis appelé à voir l'enfant de M. M., demeurant 20, rue Choron. A mon arrivée, je trouve cette petite fille, âgée d'environ six ans, en pleine éruption scarlatineuse. Rien à dire de cette affection qui a eu son évolution normale; mais, en examinant la gorge, je constate sur l'amygdale droite plusieurs petites taches blanc-grisâtres, évidemment formées par des fausses membranes de diphthérie. Les ganglions du même côté sont engorgés. Je prescris pour traitement un vomitif, des douches phénolées à la dose habituelle et à répéter toutes les heures, jour et nuit ; enfin, une alimentation de bouillon, de lait, potages et grogs.

26 novembre. — Les taches diphthéritiques de l'amygdale droite ont diminué, mais il est apparu une petite tache lenticulaire sur l'amygdaie gauche. La scarlatine marche normalement. On continue le traitement auquel on ajoute 2 gr. d'extrait de quinquina. Par suite d'une erreur, les douches ont été faites avec du coaltar ; ce n'est qu'aujourd'hui qu'on emploie le phénate de soude.

Le 27 novembre, T. m. 38°4. L'urine d'hier ne contenait pas d'albumine ; les douches phénolées ont été mal faites la nuit : aussi l'état local n'est pas modifié.

Le 28 novembre, le traitement a été bien fait la veille. Les fausses membranes ont à peu près complètement disparu. Il ne reste plus qu'une tache de la grandeur d'un grain de millet. La scarlatine suit son cours normal. L'urine est albumineuse, on continue le traitement.

Le 29, l'enfant demande à manger. L'urine ne contient plus d'albumine.

Le 1ᵉʳ décembre, l'angine a complètement disparu ; la scarlatine suit son cours normal, mais les poignets sont pris de rhumatisme. L'urine est albumineuse. La scarlatine et le rhumatisme ont guéri sans présenter rien de particulier.

N° 76 du Tableau.

Le 2 décembre 1887, je suis appelé à voir Mme F., nourrice, chez Mme C., 60, rue Lamartine. Cette malade dit qu'elle a été prise la veille de mal de gorge, de mal de tête, de vomissements, de diarrhée et de fièvre ; qu'elle n'a pu dormir de la nuit. J'examine sa gorge et je constate que les amygdales sont tapissées de fausses membranes évidentes. L'état fébrile existe bien. Je prescris un vomitif, le gargarisme au phénate de soude et l'alimentation liquide.

Le lendemain 3, quand je revois la malade, je la trouve guérie.

N° 77 du Tableau.

Le 3 décembre 1887, je suis appelé 50, rue Rodier, pour donner mes soins au jeune B., âgé de six ans. Ce petit enfant est malade depuis cinq jours. Il est au lit avec la fièvre, a perdu l'appétit et se plaint de la gorge. Elle est rouge en effet, et les amygdales très gonflées ainsi que les ganglions du tour du cou. Je diagnostique une amygdalite catarrhale et institue le traitement en conséquence : sulfate de quinine, badigeonnage au borax, chlorate de potasse et vomitif.

Les jours suivants, l'enfant est toujours très souffrant : il ne dort pas la nuit ; il a des vomissements et de la diarrhée.

Le 3 décembre au soir, apparaît un symptôme nouveau. Les deux amygdales se garnissent de fausses membranes, ainsi que la luette. Le malade saigne du nez. T. 39°5. La nuit dernière a été très mauvaise. Pour traitement, je prescris les douches de phénate de soude, à répéter toutes les demi-heures le jour et toutes les heures la nuit, plus une potion à l'extrait de quinquina. On l'alimentera avec des potages, du bouillon, des grogs, du lait, de l'eau rougie.

Le 4 décembre, T. m. 38°9 ; T.s. 38°6. Les amygdales sont toujours couvertes de fausses membranes ; les douches en ramènent beaucoup. L'enfant se plaint de douleur dans les oreilles. Il a beaucoup toussé ; le reste comme la veille.

Le 5 décembre, T. s. 37°5 ; l'enfant demande à manger. Les fausses membranes ont diminué. On donnera à l'enfant un œuf et on continuera le traitement, auquel j'ajoute un vomitif.

Le 6 décembre, la gorge est à peu près nettoyée ; la toux, qui avait été rauque tous les jours précédents, cesse de l'être ; l'enfant mange deux œufs. Le reste comme la veille.

Le 8 décembre, l'enfant est complètement guéri.

L'urine examinée pendant la maladie ne contenait pas d'albumine.

N° 78 du Tableau.

Le 2 décembre 1887, je suis appelé à voir l'enfant de M. D., demeurant 2, rue d'Orsel. Ce petit garçon avait depuis le 31 novembre une petite tache diphthéritique de la grandeur d'une pièce de 4 sous, dans le pharynx. Le 2 décembre, plusieurs autres s'étant formées, on me fit appeler. J'examine l'enfant qui n'a pas de fièvre, mais seulement un peu d'inappétence. Il n'a pas de ganglions gonflés au cou, mais mouche beaucoup et épais. Il semble qu'il y ait des fausses membranes dans la gorge. Il s'y trouve en effet plusieurs taches diphthéritiques, deux entre autres situées de chaque côté du pharynx, en arrière des piliers du voile du palais et qui descendent presque au voisinage du larynx. Je prescris les douches phénate de soude à renouveler toutes les heures, jour et nuit, une potion au quinquina et l'alimentation usuelle.

Le 4 décembre, même état que le 2 ; mais les fausses membranes ont diminué.

Le 6 décembre, les douches ont été négligées ; les fausses membranes ont augmenté. Le reste comme précédemment.

Le 9 décembre, l'urine examinée ne contient pas d'albumine. Toutes les fausses membranes ont disparu, à l'exception des chaînes qui se trouvent en arrière des piliers du voile du palais. Ce même jour, quelques gouttes de sang se sont écoulées par le nez. On continue le traitement.

Ce n'est que le 13 décembre que l'enfant est complètement guéri.

N° 79 du Tableau.

Le 8 décembre 1887, l'enfant de Mme B., 50, rue Rodier (observation n° 77), était guérie de l'angine couenneuse. Ce même jour apparaissait dans la gorge de Mme B. un ensemble de taches diphthéritiques. Depuis deux jours, cette malade était atteinte de mal de tête, d'inappétence, de fièvre, de mal de gorge, caractérisé par la rougeur de la muqueuse et le gonflement des amygdales. Je lui avais prescrit, le 7 décembre, un vomitif et un paquet de sulfate de quinine de 25 centigrammes, à prendre deux fois le jour ; mais le 8 seulement, les amygdales se gonflèrent, des taches diphthéritiques y apparurent, accompagnées de douleurs d'oreilles. T. m. 40°6. Je prescris les douches au phénate de soude, une potion avec 4 grammes d'extrait de quinquina et pour alimentation du lait, du bouillon, des potages, des grogs, de l'eau rougie.

Le 9 décembre, T. m. 39°5. La malade a saigné du nez, la veille au soir. L'urine contient de l'albumine. La malade, dégoûtée par l'odeur du phénate de soude vomit chaque fois qu'elle se gargarise. Elle avale difficilement, mais les fausses membranes ne se sont pas étendues, elles paraissent plutôt diminuer. L'urine est toujours albumineuse. On continue le traitement.

Le 10 décembre, T. m. 38°7. La malade ouvre difficilement la bouche et a toujours des douleurs d'oreilles. Apparition d'une diarrhée noire et d'un épistaxis utérin. Le reste comme la veille.

Le 11 décembre, T. m. 37°2. Les amygdales sont dégonflées ; celle de droite est complètement nettoyée ; mais il existe encore quelques points diphthéritiques à gauche. La malade crache et mouche beau‑coup. La diarrhée a cessé ; le reste comme la veille.

Le soir de ce jour, la malade est prise subitement d'un étouffement nerveux, accompagné d'expectorations muqueuses. Cet accident a disparu avant mon arrivée et n'a point reparu. J'ai pensé qu'il y avait lieu de le considérer comme une crise nerveuse.

Le 12 décembre, la malade est complètement guérie, mais l'appétit laisse encore à désirer.

OBSERVATION D'ANGINE DIPHTHÉRITIQUE GRAVE, COMPLIQUÉE DE CROUP

(Tableau du Croup n° 2.)

Le 27 septembre 1886, je suis appelé à voir l'enfant de Madame J., 24, rue d'Allemagne. Ce petit enfant, âgé de six ans, est habituelle‑ment d'une bonne santé ; mais il a couché avec son cousin, mort du croup il y a trois jours, alors que celui-ci était déjà enroué.

A mon arrivée, le malade est couché, sans appétit, et a la fièvre. Sa température est de 39°6. Il a la voix enrouée et la toux croupale. J'examine la gorge et ne garde aucun doute sur la nature de la ma‑ladie : sur l'amygdale gauche est une ulcération formée par de faus‑ses membranes grisâtres et dans tout le reste de la gorge des taches plus ou moins larges de même nature. Les ganglions du cou sont engorgés. Rien à noter du côté des autres organes.

Je prescris un vomitif à l'ipéca et des douches au phénate de soude ainsi composées :

Phénate de soude . . . .   3 cuillerées.

Eau . . . .   1 litre.

et à répéter toutes les heures, jour et nuit. L'alimentation possible avec les grogs, l'eau rougie, du vin de quinquina au cacao, des po‑tages, des œufs, etc..

Le lendemain matin, 28 septembre, je revois le malade. Tempéra‑ture : 37°8. L'enfant a vomi et a un peu de diarrhée ; il s'est ali‑menté ; l'état local s'est amélioré ; il ne reste plus qu'une seule tache sur l'amygdale droite et l'ulcération de l'amygdale gauche ; mais l'en‑rouement persiste. On continue le traitement.

Le 29 septembre, l'état local continue de s'améliorer ; l'enroue‑ment a disparu ; les ganglions ont diminué, mais la température s'est subitement élevée à 40°. En même temps, l'enfant tousse et crache beaucoup. Il y a des râles sous-crépitants dans toute la hauteur et des deux côtés de la poitrine. On continue le traitement en y ajoutant un badigeonnage à la teinture d'iode et un vomitif.

Le 30 septembre, la température du matin est 38°4. La nuit a été bonne, l'enfant a dormi dans les intervalles de ses douches au phénate de soude. Il a transpiré. Il existe toujours des râles sous-crépitants, mais ils ont un peu diminué ; toujours aussi, absence d'oppression. Il continue de cracher. L'état du pharynx et du larynx s'est encore amélioré. Même traitement que la veille.

Le 1er octobre, température 38°3. L'enfant crache toujours ; l'état de la poitrine est sensiblement le même que la veille. Les membranes ont à peu près complètement disparu. Les urines sont devenues noires ; on supprime les douches au phénate de soude qu'on remplace par des badigeonnages à l'acide borique, et l'on continue le reste du traitement.

Le 2 octobre au matin, température 38°. Les urines ont cessé d'être noires. On reprend les douches phénolées et je prescris un vomitif. Etat de la veille.

Le 3 octobre, température matin 38°. L'enfant mange davantage ; la gorge est à peu près complètement guérie ; il ne reste plus qu'une tache grande comme une lentille ; l'état de la poitrine est toujours le même ; on continue le traitement auquel on ajoute un badigeonnage à la teinture d'iode.

Le 4 octobre, température 38°1. Même état, même traitement.

Le 5 octobre, température 38°2. Même état, même traitement. On a fait vomir le malade.

Le 6 octobre, température 38°1. Même état que la veille, même traitement ; l'urine examinée ne contient pas d'albumine.

Le 8 octobre, température 38°. Même état. On ajoute au traitement un badigeonnage à la teinture d'iode.

Le 10 octobre, température 38°. Même état, même traitement, plus une cuillerée d'eau d'Enghien, matin et soir.

Le 12 octobre, température 37°6. Les fausses membranes ont complètement disparu, ainsi que les râles sous-crépitants, mais l'enfant tousse et crache toujours. On continue le traitement ; les douches ne se font plus que toutes les 2 heures, le jour, et toutes les 3 heures, la nuit.

Le 15 octobre, température 37°6. Même état, même traitement, auquel on ajoute 3 cuillerées à café de sirop phéniqué de Vial.

Le 17 octobre, température 37°. On cesse les douches au phénate de soude.

Le 20 octobre, l'enfant ne crache ni ne tousse plus ; il est complètement guéri.

OBSERVATION D'ANGINE COUENNEUSE COMPLIQUÉE DE CROUP, TRAITÉE ET GUÉRIE PAR LE TRAITEMENT AU PHÉNATE DE SOUDE APRÈS TRACHÉOTOMIE.

(Tableau du Croup n° 3.)

Le 3 août 1887, M. J., 3, rue Hippolyte Lebas, conduit à ma consultation un petit garçon âgé d'environ 6 ans. Il m'expose que son enfant souffre de la gorge depuis environ dix jours et qu'il a des taches blanches sur les amygdales depuis environ six jours. J'examine l'enfant qui est gai, et à peu près sans fièvre. Les ganglions du cou ne sont pas engorgés, mais les amygdales sont recouvertes de plaques blanches bien certainement dues à de fausses membranes de diphthérie. Nul doute sur la nature de l'affection. Je prescris d'alimenter l'enfant le mieux possible, de lui donner un vomitif, une potion avec 2 gr. d'extrait de quinquina et de lui faire, jour et nuit, des injections renouvelées toutes les heures, avec la solution suivante.

Phénate de soude................ 3 cuillerées.

Eau............................ 1 litre.

Le 4 août, le petit malade mange bien; l'état est sensiblement le même. On continue le traitement.

Le 5 août, survient un peu d'enrouement; je constate quelques fausses membranes sur les bords de la glotte; le reste comme la veille. On continue le traitement, plus un vomitif.

Le 6 août, T. 37°8. L'état de la veille s'est un peu aggravé. J'appelle M. Bouchut qui continue le traitement au phénate de soude et prescrit une potion émétisée avec cinq centigrammes de tartre stibié, à prendre moitié le matin et moitié le soir. L'enfant continue à bien manger.

Le 7 août, T. 38°3. La voix s'éteint davantage, la toux est rauque. On entend des gargouillements dans la gorge; en même temps, les urines deviennent noires. On espace davantage les gargarismes et on continue le reste du traitement.

Le 8 août, l'état s'aggrave; l'air pénètre à peine dans les poumons. M. le Dr Millard, qui voit l'enfant dans la journée, supprime le vomitif et fait continuer le reste du traitement.

Le 9 août, il n'y a toujours aucun signe d'infection, mais il se fait une asphyxie lente. On décide de faire la trachéotomie. Cette opération est pratiquée par M. le Dr Bouilli à 4 h. 1/2. Rien à noter, si ce n'est que l'enfant a été endormi à l'aide du chloroforme et qu'il y a eu un peu d'hémorrhagie, qui a été arrêtée en laissant deux pinces à demeure.

Le 10, le petit opéré va bien; il éprouve une légère douleur en avalant, mais il s'alimente quand même. Il n'y a pas de fièvre, mais encore des fausses membranes dans le pharynx. On continue la potion au quinquina et les badigeonnages au phénate de soude.

Le 11, même état satisfaisant.

Le 12, les membranes du pharynx ont complètement disparu.

Le 14, on retire la canule. L'enfant est complètement guéri.

L'urine, examinée plusieurs fois, n'a jamais renfermé d'albumine.

Du tableau et des observations ci-dessus, laissant de côté les considérations cliniques qui en découlent et qui sortent du cadre de ce travail, je conclus :

Que dans tous les cas d'angine couenneuse traités par le phénate de soude, la guérison a eu lieu, quels qu'aient été la gravité de la maladie et l'âge des malades.

Qu'avec ce traitement la durée nécessaire à la guérison varie entre 2 et 23 jours; que cette durée moyenne est de 5 jours ;

Que ce traitement est applicable à tous les malades sans distinction soit sous forme de douches, de gargarismes ou de badigeonnages ;

Qu'il est sans danger ;

Que quelquefois les urines deviennent noires ; qu'il suffit, pour faire cesser ce symptôme, de suspendre ou même d'éloigner les douches au phénate de soude. Qu'avec cette précaution ce phénomène est sans danger ; qu'il m'a paru plutôt utile que nuisible, puisqu'il s'est montré chez deux malades atteints du croup qui ont guéri.

Que ce traitement réussit à toutes les périodes de la maladie, mais que plus on l'applique tôt, plus on a de chance d'avoir affaire à une angine bénigne, et d'éviter la complication laryngienne, la gravité de l'angine dépendant sans doute du terrain sur lequel elle se développe, mais surtout de la négligence qu'on a mis à la traiter au début ; c'est ainsi que la trachéotomie a été rendue nécessaire dans une de mes observations du croup. Dans ce cas, le phénate de soude a eu pour rôle de contribuer à guérir l'état local et surtout de préser-ver le malade de l'infection, ce qui lui a permis de guérir.

Dans le croup le traitement au phénate de soude agit favorablement de deux manières :

1º En rendant cette affection extrêmement rare, 3 cas sur 82 : on ne sera pas étonné de ce résultat, sachant que le croup est le plus souvent consécutif à une angine couenneuse négligée ou non enrayée ;

2º En permettant de guérir le croup dans un certain nombre de cas : cette guérison est arrivée dans la majorité de mes observations qui ne sont pas encore assez nombreuses pour que je puisse affirmer qu'il en sera toujours ainsi.

Quoi qu'il en soit, pour, guérir le croup il faut joindre à la médication au phénate de soude la médication vomitive à l'aide de l'ipéca ou de l'émétique.

Ce médicament a de grands avantages, comme on le voit ; mais il a aussi un inconvénient: il exige un personnel nombreux et dévoué; c'est ce qui en rend l'application difficile à l'hôpital.

Clermont (Oise). — Imprimerie Daix frères, place St-André, 3.

www.ingramcontent.com/pod-product-compliance
Lightning Source LLC
Chambersburg PA
CBHW060536200326
41520CB00017B/5259